FORSCHUNGSBERICHTE DES LANDES NORDRHEIN-WESTFALEN
Nr. 2304

Herausgegeben im Auftrage des Ministerpräsidenten Heinz Kühn
vom Minister für Wissenschaft und Forschung Johannes Rau

Prof. Dr. rer. nat. Hansjürgen Struck

Leiter der Biochemischen Abteilung
des II. Chirugischen Lehrstuhles der
Universität zu Köln

Untersuchungen über Reinigung, Bestimmung und Wirkung der Relaxin

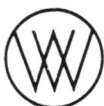

Springer Fachmedien Wiesbaden GmbH 1972

ISBN 978-3-531-02304-5   ISBN 978-3-663-19659-4 (eBook)
DOI 10.1007/978-3-663-19659-4

© Springer Fachmedien Wiesbaden 1972
Ursprünglich erschienen bei Westdeutscher Verlag, Opladen 1972

Inhalt

I. Einleitung 5
II. Reinigung des Relaxin 6
    1. Immunologische Reinigung 6
    2. Chemische Reinigung 7
III. Bestimmung des Relaxin 7
    1. Immunologische Bestimmung 7
    2. Biologische Bestimmung 9
IV. Wirkung des Relaxin 10
    1. Kollagen und Relaxin 10
    2. Lipide und Relaxin 14
    3. Relaxin und die Submandibularis 17
    4. Wirkungsmechanismus des Relaxin 18
V. Zusammenfassung 21
VI. Literaturverzeichnis 23
VII. Abbildungen 25

I. Einleitung

Biologisch aktive Peptide erlangen in neuerer Zeit immer größere wissenschaftliche und praktische Bedeutung. Es seien in diesem Zusammenhang nur Oxytocin, Vasopressin, Bradykinin, Sekretin und der Kallikreininhibitor erwähnt. Die vorgenannten Peptide sind, was Aminosäurenzusammensetzung, biologischen Test und Wirkungsweise anbetrifft, schon weitgehend untersucht und aufgeklärt. Beim Relaxin stehen wir noch in den Anfängen der Untersuchungen. Unter anderem ist dieses Peptid in der Lage, eine Erweichung und Erweiterung der Symphysis pubis zu bewirken. Da es unter physiologischen Bedingungen im Serum von Schwangeren gefunden werden konnte, wird es neben dem Progesteron auch als Schwangerschaftshormon bezeichnet.

Tab. 1: Anwendung des Relaxin

Anwendung:	Grundlegende Wirkung:	Klinischer Erfolg:
Geburtseinleitung	Eröffnung der Symphysis pubis	-
	Erweichung und Erweiterung der Cervix	++
Drohender Abort	Hemmung der Uteruskontraktion	++
Dysmenorrhoe	Hemmung der Uteruskontraktion	+
Sklerodermie	Bildung von löslichem Kollagen in der Haut	++
Arteriosklerose	Cholesterinhemmende Wirkung	-

Der Behandlungseffekt nach klinischer Anwendung des Relaxin bei drohendem Abort, zur Geburtserleichterung, bei Sklerodermie und anderen physiologischen und pathologischen Zuständen unterliegt noch keiner einheitlichen Beurteilung. Die Tab. 1 (Seite 5) gibt eine Übersicht über bisher bekanntgewordene Anwendungsbereiche des Relaxin.

Die aus der Tabelle hervorgehenden zum Teil noch unbefriedigenden Ergebnisse beruhen sicher auf der Verwendung von Relaxinpräparaten sehr unterschiedlichen Reinheitsgrades. Da erst in neuerer Zeit (1) ein standardisiertes Relaxinpräparat für Versuchszwecke zur Verfügung steht, scheint es uns von entscheidender Bedeutung zu sein, die Wirkung des Relaxin auf eine gesicherte experimentelle Basis zu stellen. Im Anschluß daran soll der Wirkungsmechanismus des Relaxin - soweit möglich - dargestellt werden.

II. Reinigung des Relaxin

Trotz zahlreicher jahrelanger Untersuchungen amerikanischer Forschergruppen ist bisher noch keine Reindarstellung des Relaxin gelungen. Man kann derartige Probleme heutzutage nach zwei grundverschiedenen Prinzipien zu lösen versuchen:

1. Durch die Herstellung eines spezifischen Antiserums gegen das zu isolierende Protein und die anschließende Bildung eines Präzipitats.

2. Durch die chemischen Trennungsmethoden der Proteinchemie.

Zunächst muß aber ein vorgereinigtes Präparat zur Verfügung stehen. Anfängliche Untersuchungen, menschliche Placenten oder normale Schweineovarien als Ausgangsbasis zu verwenden, mußten wegen der geringen Ausbeuten wieder fallengelassen werden. Erst durch die Beschaffung von 100 kg Ovarien trächtiger Schweine aus den USA konnte ein aussichtsreiches Ausgangsmaterial erhalten werden. Diese Menge ergab 18 kg Acetontrockenpulver und durch anschließende Extraktion mit Eisessig wurde ein Relaxinrohprodukt mit einer Aktivität von 10 GPU erhalten.

Mit diesem Präparat wurden alle weiteren Manipulationen ausgeführt.

1. Immunologische Reinigung

Durch das freundliche Entgegenkommen amerikanischer Kollegen[*] wurden uns von dem Relaxin-Standardpräparat mit einer Aktivität von 150 GPU 2 g zur Verfügung gestellt. 4 Kaninchen wurden mit dem Präparat immunisiert und präzipitierende Antiseren erhalten (s. Abb. 1).

Bei der Immunelektrophorese ergeben sich drei Präzipitatlinien (Abb. 2 oben); mit einer inaktiven Peptidfraktion konnten bei diesem Antiserum zwei unspezifische Präzipitatlinien absorbiert werden (Abb. 2 unten).

Dieses absorbierte relaxinspezifische Antiserum wurde nun in größerer Menge (60 ml) mit dem Relaxin-Standardpräparat titriert bis eine optimale Menge an Präzipitat gebildet war. Nach dem Abzentrifugieren wurde der Rückstand bei pH 3,0 wieder aufgelöst. Der nachfolgende Versuch mit Sephadex G 25 eine Trennung von Antikörper (γ-Globulin) und Antigen (Relaxin) zu erhalten, schlug fehl, da bei diesen Bedingungen (pH 3,0) offenbar keine Auftrennung des Antigen-Antikörper-Komplexes erfolgt war.

Ähnliche Untersuchungen mit Ovalbumin (2) und Choriongonadotropin (3)

---

[*] Wir danken Herrn Dr. Steinetz für die Zurverfügungstellung des Relaxin-Standardpräparates.

sind schon früher beschrieben worden.

Da nicht mehr genügend Relaxin-Standardpräparat zur Verfügung stand, mußte vor der Weiterführung dieser Versuche zunächst chemisch eine Anreicherung des Hormonpräparates durchgeführt werden.

2. Chemische Reinigung

Nach sehr langwierigen Untersuchungen, welche sich an die Arbeiten von Cohen (4) und Steinetz (5) anschließen, wurde das Acetontrockenpulver nach dem patentierten Verfahren von Steinetz (6) aufgearbeitet und anschließend eine Fraktionierung über Sephadex G 50 vorgenommen. Es werden dabei drei Fraktionen erhalten, wobei nur die Fraktion II biologische Aktivität aufweist (Abb. 3). Sie beträgt ca. 100 GPU und macht 30 % des Ausgangsmaterials mit einem N-Gehalt von 13,2 - 13,9 % aus. Neben dem biologischen Test war auch die immunologische Reaktion positiv.

Eine weitergehende chemische Reinigung dieses Relaxin-Präparates wurde nicht durchgeführt, da dieses Präparat zur Herstellung eines Antiserums genügt.

III. Bestimmung des Relaxin

Das Relaxin als Peptid kann durch eine einfache chemische Bestimmung nicht erfaßt werden, man hat daher außer der Bestimmung der biologischen Aktivität grundsätzlich auch noch die Möglichkeit eine immunologische Bestimmung zu versuchen.

1. Immunologische Bestimmung

Wie wir im Abschnitt II.1. gesehen haben, ist es mit Hilfe der Immunelektrophorese möglich, die spezifische Präzipitation des Relaxin oder einer Relaxin enthaltenden Probe zu ermitteln. Das heißt aber, daß bereits die Immunelektrophorese eine qualitative Nachweismöglichkeit des Relaxin erlaubt. Quantitative Aussagen sind mit dieser Methode dagegen nicht möglich.

Eine Möglichkeit zu quantitativen Angaben gibt die passive Hämagglutination. Aus serologischen Vergleichsuntersuchungen ist bekannt, daß diese außerdem um etwa eine Zehnerpotenz empfindlicher ist als die Präzipitation (7).

Cohen (4) hat bei Anreicherungsversuchen mit dem Relaxin schon Angaben über einen Hämagglutinationstiter gemacht. Dallenbach und Dallenbach-Hellweg (8) erwähnen ebenfalls einen Hämagglutinationstiter bei der Reaktion von Relaxin und Antiserum. In beiden Arbeiten fehlen methodische Angaben. Da wir es in unserem Fall aber mit einem noch nicht völlig reinen Antigen (Relaxin) zu tun haben, muß die Störung der Hämagglutination durch unspezifische Antikörper, wie wir sie in der Immunelektrophorese nachweisen konnten, durch zahlreiche Kontrollen ausgeschlossen werden.

Die erhaltenen Hämagglutinationstiter des Relaxin mit den verschiedenen Antiseren sind in der Tab. 2 zusammengestellt.

Tab. 2: Hämagglutinationstiter des Relaxin-Standardpräparates mit verschiedenen Antiseren

Antiserum	Relaxin-Standardpräparat			
	3 mg = 450 GPU	100 µg = 15 GPU	50 µg = 7,5 GPU	25 µg = 3,75 GPU
995: I	1 : 8	1 : 4	1 : 1	-
II	1 : 8	1 : 4	-	-
996:	1 : 8	1 : 4	1 : 2	1 : 1
990: I	1 : 32	1 : 16	1 : 4	-
II	1 : 128	1 : 128	1 : 16	1 : 1

Mit den Antiseren 995 und 990 wurden zwei unabhängige Versuche (I, II) durchgeführt, um die Reproduzierbarkeit der Ergebnisse zu prüfen. Die höchsten Titer wurden jeweils mit dem Antiserum 990 erzielt. Die angeführten Kontrollen waren in allen Versuchen negativ.

Die Befunde der passiven Hämagglutination zeigen, daß der Titer mit der Konzentration des Relaxin abnimmt. Weiterhin ist ersichtlich, daß diese Methode mit den gleichen Antiseren auch zu reproduzierbaren Werten führt. Die etwas niedrigeren Titer, welche mit dem Antiserum 990 im Versuch I gegenüber dem Versuch II erhalten wurden, sind wahrscheinlich auf eine unterschiedliche Tannierung der Erythrozyten (1 : 10 000 und 1 : 20 000) zurückzuführen.

In dem Antiserum sind auch relaxinunspezifische Antikörper enthalten, die wir mit der Immunelektrophorese nachweisen konnten. Es erscheint uns aber möglich, auch die passive Hämagglutination zum Nachweis des Relaxin zu verwenden, da diese relaxinunspezifischen Antikörper organspezifisch sind. Das bestätigen auch die negativen Kontrollen mit Kaninchen- und Schweineserum.

Betrachtet man die Empfindlichkeit der Reaktion, so ist sie scheinbar der biologischen Bestimmungsmethode unterlegen. Berücksichtigt man aber, daß die Empfindlichkeit der passiven Hämagglutination entscheidend von dem Antikörpergehalt des Antiserums abhängt, so ergeben sich doch neue Möglichkeiten im Hinblick auf eine quantitative Bestimmung des Relaxin.

McClintock und Zarrow (9) geben nach der Isolierung der γ-Globulinfraktion aus dem Antiserum mit Relaxin einen Hämagglutinationstiter von 4096 an. Das sind aber 5 Titerstufen mehr als bei unseren Versuchen und bedeutet eine deutlich höhere Empfindlichkeit der passiven Hämagglutination. Bedenkt man außerdem, daß wir bei der Immunelektrophorese durch Absorption des Antiserums mit der inaktiven Peptidfraktion von Steinetz (10) alle relaxinunspezifischen Antikörper entfernen konnten, so haben wir die Möglichkeit, mit Hilfe der passiven Hämagglutination und diesem vorbehandelten Antiserum eine quantitative spezifische Bestimmung des Relaxin durchzuführen. Sie würde gegenüber der biologischen Bestimmungsmethode wesentliche Vorteile, wie Zeit- und Materialersparnis und geringe apparative Aufwendung haben.

Da diese immunologische Bestimmung des Relaxin aber weitgehend von dem Titer des verwendeten Antiserums abhängt, ist sie für eine allgemeine Anwendung nicht sehr geeignet, so daß man vorläufig noch auf den biologischen Test angewiesen ist.

2. Biologische Bestimmung

Seit über 7 Jahren führen wir den von Steinetz und Mitarbeitern (11) standardisierten Test aus. Er beruht auf der Erweiterung der Symphysis pubis bei infantilen Mäusen. Die Abb. 4 gibt das Bild vor und nach Relaxin-Applikation wieder.

Wir haben den Test bis heute an 4 bis 5000 Mäusen durchgeführt. Das Relaxin-Standardpräparat von Warner und Chilcott Lot 8 W 1164 wurde an über 600 Mäusen ausgetestet. Wir mußten dabei aus lokalen Verschiedenheiten den Test für unsere Gegebenheiten entsprechend einrichten. Aus diesem Grunde ist ein Vergleich der von Steinetz (5) mitgeteilten Daten (Tab. 3) mit unseren Ergebnissen wichtig.

Wir benutzen Mäuse des Stammes NMRI/han von dem Zentralinstitut für Versuchstierzucht in Hannover. Anfänglich verwendeten wir 14 bis 18 g schwere Tiere entsprechend ca. 28 Tage Alter, kamen aber zu unregelmäßigen Werten, da ein Teil der Tiere bereits dem infantilen Stadium entwachsen waren. Wir benutzen jetzt 7 bis 10 g schwere Tiere entsprechend 14 bis 21 Tage Alter und kommen zu weitaus besser reproduzierbaren Ergebnissen. Zur Ausmessung der Symphysis pubis verwenden wir das Stereomikroskop Nr. 1 der Firma Carl Zeiss mit einer 16fachen Vergrößerung anstelle einer 13fachen wie bei dem Originaltest. Wir messen auch mit Durchlicht, wie es das Bild zeigt.

In der Tab. 3 haben wir nun die Ergebnisse von Steinetz (5) mit unseren zusammengestellt.

Tab. 3: Biologische Aktivität von Relaxin (Lot 8 W 1164) an der Symphysis pubis von Mäusen (in mm)

Untersucher	N	0,25 GPU	N	0,50 GPU	N	1,00 GPU
Steinetz, B.G.	139	$1,09 \pm 0,13$	154	$1,66 \pm 0,16$	153	$2,18 \pm 0,15$
Struck, H.	70	$1,29 \pm 0,38$	83	$1,60 \pm 0,25$	160	$2,01 \pm 0,41$

Wir haben hier die erhaltenen Symphysenbreiten von drei verschiedenen Relaxinaktivitäten des Standardpräparates miteinander verglichen. Unsere Werte sind mit der Standardabweichung angegeben, bei den Zahlen von Steinetz (5) sind es wahrscheinlich die mittleren Fehler.

Bei Berücksichtigung dieser beiden verschiedenen statistischen Angaben erkennt man aber, daß die Fehlergrenzen sehr ähnlich sind und daß die Ergebnisse auch zahlenmäßig sehr gut übereinstimmen. Das heißt aber, daß der biologische Test zur Bestimmung der Relaxinaktivität an der Symphysis pubis von Mäusen auch unter zwangsläufig abgewandelten Versuchsbedingungen allgemeine Gültigkeit hat.

IV. Wirkung des Relaxin

Die Wirkungen des Relaxin wurden im Tierversuch im Hinblick auf Organ- und Gewebespezifität untersucht.

1. Kollagen und Relaxin

Die ersten Kollagenveränderungen nach Relaxinapplikation wurden an der Symphysis pubis von Meerschweinchen gesehen. Einige chemische Untersuchungen stammen von Frieden und Hisaw (12). Wir haben analoge Versuche und Bestimmungen ausgeführt und vor allem die einzelnen Kollagenvorstufen, neutralsalzlösliches und säurelösliches Kollagen bestimmt.

28 Meerschweinchen (400 bis 600 g) wurden nach Ovarektomie in zwei Gruppen eingeteilt. Alle Tiere erhalten täglich subkutan 2 µg 17ß-Östradiol, die einen Tiere am 8. Tag 30 GPU Relaxin in physiologischer NaCl-Lösung, die anderen Tiere nur das Lösungsmittel. Die Injektionen erfolgten ebenfalls subkutan. 6 Stunden nach der letzten Injektion wurden die Meerschweinchen getötet, die Symphysen sorgfältig herauspräpariert und sofort gewogen. Mit diesem Ausgangsgewebe werden die einzelnen Bestimmungen wie Wassergehalt, Stickstoff etc. ausgeführt. Für die Gewinnung der einzelnen Kollagenfraktionen wurde das Gewebe nach dem folgenden Schema aufgearbeitet.

Die im histologischen Bild erkennbaren Veränderungen nach Relaxin-Applikation sehen wir in den beiden nächsten Abbildungen.

Die schon von Talmage (13) beobachteten Veränderungen sehen wir auch in diesen Präparaten, eine Auflockerung des Gewebes, Bildung von Vakuolen und verkürzte und unregelmäßige Kollagenfasern.

Die erhaltenen chemischen Werte der einzelnen Kollagenfraktionen nach Relaxinbehandlung im Vergleich zu den Kontrollwerten erkennen wir auf der nächsten Tabelle.

Tab. 4: Kollagenfraktionen der Symphysis pubis von Meerschweinchen nach Relaxinbehandlung

Ansatz	Tierzahl	Gesamt-Kollagen mg/100 mg Trockengewicht	Neutrallösl. Kollagen (0,45 m NaCl) % des Gesamtkollagen	Dialysierbarer Anteil des Neutrallösl. Kollagen in %	Citratlösl. Kollagen (pH 3,6) % des Gesamtkollagen
Versuch	12	19,5	34,8	86,5	10,5
Kontrolle	16	27,9	21,8	69,0	4,2

Wir erkennen dabei eine Erniedrigung des Gesamtkollagengehaltes und eine
Erhöhung des säurelöslichen und auch des neutralsalzlöslichen Kollagen.

Die folgende Abbildung veranschaulicht uns diese Verhältnisse noch einmal.

Wir bemerken außer den eben erwähnten Daten auch noch den von Trypsin
angreifbaren Anteil des unlöslichen Kollagen. Dieser wurde auch von
Frieden und Hisaw (12) schon bestimmt und ebenfalls erhöht gefunden. Diese und unsere etwas ausführlicheren Untersuchungen möchten wir als einen
erhöhten Abbau des Kollagen interpretieren. Das Relaxin bewirkt eine strukturelle Veränderung, ob direkt oder indirekt sei einmal dahingestellt, des
unlöslichen Kollagen, sodaß es durch normale proteolytische Fermente wie
Trypsin angreifbar wird. Das unlösliche Kollagen wird im normalen nativen
Zustand von proteolytischen Fermenten nicht abgebaut. Nach diesen Befunden fragten wir uns, ob der festgestellte Effekt nur auf endokrine Organe
beschränkt ist oder allgemein gültig.

Aus diesem Grund untersuchten wir den Einfluß von Relaxin auf die Kollagenfraktionen von Rattenhaut.

Weibliche Ratten (120 bis 130 g, Sprague Dawley) erhalten nach Ovarektomie 5 Tage lang 2 µg 17ß-Östradiol (Gruppe III) und am 5. Tag 44 GPU
Relaxin (Gruppe IV) bzw. NaCl-Lösung. Am 6. Tag werden die Tiere getötet, die Haut von Fett, Muskulatur und Haaren befreit und dann analog,
wie vorhin beschrieben, auf die einzelnen Kollagenfraktionen aufgearbeitet.
Die Befunde zeigt die nächste Tabelle.

Wir erkennen zwar eine Erhöhung des säurelöslichen Kollagen, diese ist
aber ebenso wie die Erhöhung des neutralsalzlöslichen Kollagen statistisch
nicht zu sichern. Dagegen ist die erhöhte Trypsinangreifbarkeit des unlöslichen Kollagen sehr deutlich erkennbar und statistisch gesichert. Interessant ist auch der Befund, daß Relaxin allein ohne Vorbehandlung mit Östradiol diesen Effekt zeigt. Gruppe V: Relaxin allein im Vergleich mit Gruppe
VI (physiologische NaCl-Lösung).

Dieser Versuch zeigt uns also, daß die Wirkung des Relaxin ganz allgemein
auf das Kollagen unabhängig vom Organ gerichtet ist. Zur weiteren Stützung
dieses Versuchsergebnisses und zur weiteren Klärung dieser Beziehungen
zwischen Kollagen und Relaxin wurde das klassische Beispiel für Kollagenuntersuchungen die Wundheilung mit herangezogen.

168 weibliche Sprague Dawley Ratten (200 bis 250 g) kamen zur Verwendung.
Die Tiere wurden ovarektomiert und 10 Tage später Hautwunden gesetzt.
Über die Technik haben wir an anderer Stelle schon ausführlich berichtet.
Am Tage der Wundsetzung erhalten die Tiere 10 µg 17ß-Östradiol in Erdnußöl (Gruppe IV), an den Tagen 0, 3 und 5 jeweils 50 GPU Relaxin in physiologischer NaCl-Lösung subkutan (Gruppe VII). Eine weitere Gruppe erhält eine analoge Menge eines inaktiven Peptids (Gruppe VIII).

Die weitere noch wichtige Gruppeneinteilung war:
Gruppe I: nicht ovarektomiert
Gruppe II: ovarektomiert + NaCl
Gruppe III: ovarektomiert + Erdnußöl

Tab. 5: Kollagenfraktionen der Rattenhaut nach Östrogen- und Relaxinbehandlung

Gruppe	Gesamtkollagen		N-Kollagen		N-Kollagen				S-Kollagen		Unlösl. Kollagen		Trypsin lösl. Kollagen	
		% der Trockenhaut		% des Gesamtkollagen	dialysabel % des N-Koll. berechnet		nicht dialysabel % des N-Kollagen			% des Gesamtkollagen		% des Gesamtkollagen		% des unlösl. Kollagen
	n		n		n		n		n		n		n	
III	9	47,1 ± 5,8	9	6,6 ± 2,4	5	15,2	5	84,7 ± 11,9	9	4,6 ± 2,4	9	89,1 ± 3,6	9	7,5 ± 3,1
IV	9	47,7 ± 6,4	9	7,6 ± 1,7	1	4,5	1	95,5	5	8,0 ± 2,4	8	85,9 ± 3,6	8	13,9 ± 5,8

An den Tagen 3, 7 und 14 p. op. wird die Wundfestigkeit bestimmt; an den Tagen 2, 6 und 13 der Harn-Hydroxyprolinspiegel ermittelt.

Die folgende Tabelle zeigt uns die erhaltenen Wundfestigkeitswerte.

Tab. 6: *Reißfestigkeit (in g) von Hautwunden an weiblichen Ratten nach Applikation von Östradiol und Relaxin*

Gruppe		n	3. Tag p.o.	7. Tag p.o.	14. Tag p.o.
I		5	66 ± 34 §+	355 ± 146	899 ± 118
II	NaCl	6	113 ± 53 §	429 ± 65 *	916 ± 77
III	Erdnußöl	5	104 ± 18 •	445 ± 80 •	1097 ± 128 §•
IV	Östradiol	6	72 ± 16 •	364 ± 36 •	880 ± 101 •
V	Relaxin	5	99 ± 33	343 ± 23 §	1029 ± 223
VI	Peptid	5	71 ± 7	407 ± 69	988 ± 82
VII	Östradiol + Relaxin	5	104 ± 42	375 ± 47	810 ± 184 §
VIII	Östradiol + Peptid	6	102 ± 21	388 ± 36	836 ± 195
♂ unbehandelte Ratten		6	92 ± 26 •	405 ± 73	904 ± 27
			• $p < 0{,}001$ + $0{,}01 > p < 0{,}02$ § $0{,}005 > p < 0{,}01$	§• $p < 0{,}001$	§• $p < 0{,}001$

Die Wundfestigkeit als ein Maß des neugebildeten Kollagen im Wundgebiet zeigt keine eindeutige Beeinflussung durch das Relaxin. Das 17ß-Östradiol allein zeigt eine deutliche Hemmung der Wundheilung, was besonders am 14. Tag zutage tritt. Zu diesem Zeitpunkt ist aber bereits das neugebildete Kollagen für die Wundfestigkeit verantwortlich, so daß 17ß-Östradiol die Neusynthese des Kollagen zu beeinflussen scheint. Das Relaxin dagegen bleibt auf die Neusynthese ohne Einfluß, aber fördert den Abbau, wie wir es in den früheren Versuchen schon postulieren konnten. Dieser Mechanismus kommt nun bei der Ermittlung des Harn-Hydroxyprolinspiegels sehr deutlich hervor.

Wir sehen, daß nach 17ß-Östradiol allein ein sehr niedriger Harn-Hydroxyprolinspiegel sowohl am 3. als auch am 14. Tag zu beobachten ist. Auch liegen die Werte der ovarektomierten Tiere stets höher als die der nichtovarektomierten, also ein zweiter Beweis, daß das 17ß-Östradiol den Kollagenstoffwechsel beeinflußt. Aber jetzt zurück zum Relaxin. Wir sehen, daß am 3. Tag ein sehr hoher Harn-Hydroxyprolinspiegel beobachtet wird, zu dem Zeitpunkt also, wo nur altes Kollagen vorhanden ist. Es muß also zusätzliches Kollagen durch die Relaxineinwirkung abgebaut worden sein; auch bei Vorbehandlung mit 17ß-Östradiol und anschließender Relaxinverabfolgung finden wir am 3. Tag diese Erhöhung. Wir haben also hier unseres Wissens zum ersten Mal ein antagonistisches Verhalten zwischen Relaxin und Östradiol vorliegen. Die stabilisierende Wirkung des 17ß-Östradiols auf das alte Kollagen entweder direkt oder über Fermentbeeinflussung (erniedrigter Harn-Hydroxyprolinspiegel am 3. Tag) wird vom Relaxin aufgehoben. Der Wirkungsmechanismus des 17ß-Östradiols bei der Wundheilung ist auf dem folgenden Bild dargestellt.

Wir müssen also zwischen der Einwirkung auf das präexistente und das neugebildete Kollagen unterscheiden. Die Wirkung des Relaxin auf das Kollagen ist also auch hier, durch den Harn-Hydroxyprolinspiegel sehr deutlich gezeigt, wie in allen anderen vorhergehenden Versuchen ein erhöhter Abbau des unlöslichen Kollagen ohne eine Veränderung der Neusynthese.

2. Lipide und Relaxin

Noble und Boucek (14) hatten im Jahre 1957 beobachtet, daß im Implantat-Bindegewebe bei Ratten nach Relaxinbehandlung eine verminderte Cholesterinsynthese stattfindet. Im Gegensatz dazu stehen die klinischen Befunde von Vedoya und Mitarbeitern (15), die bei 10 Arteriosklerotikern nach Relaxingaben keine Beeinflussung des Serum-Lipidspiegels feststellen konnten. Andererseits ist seit langem bekannt, daß im Verlauf der Schwangerschaft der Serum-Cholesterinspiegel ansteigt (16, 17, 18, 19, 20, 21, 22). Das würde aber einer cholesterinspiegelsenkenden Wirkung des Relaxin widersprechen. In diesem Zusammenhang muß aber auch der Einfluß der Östrogene auf den Serum-Cholesterinspiegel in Betracht gezogen werden. Darüber liegen die widersprechendsten Befunde vor. Zahlreiche Autoren berichten über Tierversuche, die eine deutliche Erhöhung des Serum-Cholesterinspiegels nach Östrogenapplikation aufzeigen (23, 24, 25, 26, 27, 28). Über genau entgegengesetzte Ergebnisse - also eine Erniedrigung des Serum-Cholesterinspiegels nach Östrogenapplikation - wird ebenfalls berichtet (29, 30, 31). Zur Klärung dieser widersprechenden Ergebnisse sollen die folgenden Versuche beitragen.

Vor allem interessieren uns in diesem Zusammenhang drei Fragen:

1. Wie beeinflußt 17ß-Östradiol den Serum-Cholesterinspiegel?
2. Vermag Relaxin Veränderungen des Serum-Cholesterinspiegels zu bewirken?
3. Ist bei einer eventuellen Relaxineinwirkung eine Vorbehandlung mit 17ß-Östradiol notwendig?

Es kamen 86 weibliche Sprague Dawley Ratten im Gewicht von 200 bis 250 g zur Verwendung. Die verabfolgte Diät setzt sich wie folgt zusammen:

Casein	16,0 %
Saccharose	12,0 %
Stärke	48,5 %

Sonnenblumenöl	10,0 %
Cholesterin	1,0 %
Cholsäure	0,5 %
Cellulose	4,0 %
Mineralstoffmischung	6,0 %
Vitaminmischung	2,0 %
	100,0 %

20 Tage nach Fütterungsbeginn wurden alle Tiere ovarektomiert. Die Ratten wurden bei Versuchsbeginn in die folgenden Gruppen eingeteilt:

I: 6 Tiere erhalten normales Standardfutter.
II: 10 Tiere erhalten die Sonderdiät.
III: 10 Tiere erhalten die Sonderdiät und am 24. und 28. Versuchstag jeweils 5 µg 17ß-Östradiolcyclopentylpropionat (gelöst in 0,1 ml Erdnußöl) subkutan appliziert.
IV: 10 Tiere erhalten die Sonderdiät und vom 31. bis 37. Tag täglich 0,2 ml einer 1 %igen wäßrigen Benzopurpurinlösung subkutan.
V: 15 Tiere erhalten die Sonderdiät und am 24. und 28. Versuchstag jeweils 5 µg 17ß-Östradiolcyclopentylpropionat subkutan. Vom 31. bis 37. Tag werden zusätzlich täglich 75 GPU Relaxin / 0,2 ml Benzopurpurinlösung subkutan appliziert.
VI: 15 Tiere erhalten die Sonderdiät und vom 31. bis 37. Tag täglich 75 GPU Relaxin / 0,2 ml Benzopurpurinlösung subkutan.
VII: 10 Tiere erhalten die Sonderdiät und am 24. und 28. Versuchstag täglich 5 µg 17ß-Östradiolcyclopentylpropionat subkutan. Vom 31. bis 37. Tag werden dem Relaxin analoge Mengen inaktives Peptid (gelöst in 1 % Benzopurpurinlösung) subkutan appliziert.
VIII: 10 Tiere erhalten die Sonderdiät und vom 31. bis 37. Versuchstag täglich inaktives Peptid subkutan appliziert.

Die durchschnittlichen Serum-Cholesterinspiegel der einzelnen Versuchsgruppen sind in der nächsten Tabelle (Seite 16) enthalten.

Die Tiere der Gruppe VI (nur Relaxinapplikation) zeigen am 3. und 8. Tag nach Beginn der Relaxinverabfolgung eine statistisch gesicherte Erniedrigung des Cholesterinspiegels. Betrachtet man die Cholesterinkonzentrationen am 17. und 24. Versuchstag, so erkennt man deutlich, daß die Ovarektomie bei allen Tieren mit Ausnahme der Gruppe I (normale Kost) eine statistisch gesicherte Abnahme des Cholesterinspiegels bewirkt. Die 17ß-Östradiolapplikation macht sich dagegen in einer statistisch gesicherten Erhöhung des Cholesterinspiegels bemerkbar.

Die eingangs aufgeworfenen Fragen können wir aufgrund unserer Versuchsergebnisse wie folgt beantworten:

1. 17ß-Östradiol bewirkt bei weiblichen ovarektomierten Ratten eine Erhöhung des Serum-Cholesterinspiegels.
2. Relaxin zeigt bei weiblichen ovarektomierten Ratten eine signifikante Erniedrigung des Serum-Cholesterinspiegels.
3. Bei weiblichen Tieren bewirkt Relaxin ohne Vorbehandlung mit 17ß-Östradiol eine signifikante Erniedrigung. Nach Vorbehandlung mit 17ß-Östradiol unterdrückt Relaxin zwar die Erhöhung des Serum-Cholesterinspiegels durch 17ß-Östradiol, eine Erniedrigung ist dagegen nicht

Tab. 7 Gesamtcholesterin im Serum (mg/100ml) ♀ Ratten nach Applikation von 17β-Östradiol und Relaxin

Gruppe		n	17. Tag	Ovarektomie → Östradiolappik. 24. Tag	27. Tag	2.Östradiolappik. → 31. Tag	Relaxin-Applik. → 34. Tag	38. Tag	41. Tag	45. Tag	49. Tag	53. Tag
I	Normaldiät	5	76 ± 28	75 ± 14	86 ± 35	74 ± 11	84 ± 53	90 ± 77	92 ± 13	89 ± 7,8	98 ± 95	-
II	Sonderdiät	9	493 ± 183	417 ± 84	346 ± 67	441 ± 116	368 ± 72	497 ± 129	397 ± 125	440 ± 150	417 ± 82	444 ± 157
III	Östradiol	10	721 ± 119	445 ± 100	290 ± 104	375 ± 105	429 ± 106	604 ± 215	653 ± 202	616 ± 170	670 ± 151	-
IV	Benzopurpurin	10	632 ± 195	442 ± 111	338 ± 106	447 ± 89	388 ± 68 +	354 ± 55 +	383 ± 70 +	369 ± 90	358 ± 77	455 ± 140
V	Östradiol + Relaxin	15	620 ± 136	433 ± 139	343 ± 120	447 ± 156	493 ± 136	544 ± 117	402 ± 99	540 ± 132	589 ± 236	-
VI	Relaxin	12	606 ± 96	444 ± 82	437 ± 107	405 ± 99	319 ± 76 *+	256 ± 65 *+	352 ± 80 *+	346 ± 89	315 ± 107	412 ± 107
VII	Östradiol + Peptid	8	583 ± 126	485 ± 68	343 ± 70	419 ± 105	408 ± 91	408 ± 125	353 ± 118	416 ± 187	494 ± 204	-
VIII	Peptid	9	569 ± 129	492 ± 82	459 ± 88	463 ± 124	402 ± 82 *	335 ± 38 *	417 ± 66 *	404 ± 133	383 ± 140	460 ± 91

* $p < 0.005$ * $p < 0.001$ * $p < 0.005$
+ $p < 0.001$ + $p < 0.001$ + $0.05 > p < 0.001$

festzustellen.

Unsere Ergebnisse bestätigen also die Angaben in der Literatur, daß 17ß-Östradiol eine Erhöhung des Serum-Cholesterinspiegels bewirkt. Damit findet auch die Erhöhung des Serum-Cholesterinspiegels während der Schwangerschaft ihre Erklärung. Der im Verlauf der Schwangerschaft ansteigende Östrogenspiegel würde nach unseren Versuchsergebnissen für den Konzentrationsanstieg des Cholesterins verantwortlich sein. Die den Cholesterinspiegel senkende Wirkung des Relaxin tritt nicht in Erscheinung, da die Östrogenkonzentration weitaus überwiegt.

Auch die Befunde von Vedoya und Mitarbeitern (15) an Arteriosklerotikern würden aufgrund unserer Ergebnisse ihre Erklärung finden. Relaxin zeigt nur bei weiblichen Tieren einen Effekt auf den Serum-Cholesterinspiegel und dann auch nur ohne Östrogenvorbehandlung. Vedoya und Mitarbeiter (15) applizierten aber ein Östrogenpräparat vor der Relaxininjektion.

Bei der Betrachtung der einzelnen Wirkungen von 17ß-Östradiol und Relaxin ergibt sich etwas völlig Neues:

17ß-Östradiol erhöht den Serum-Cholesterinspiegel und Relaxin bewirkt eine Senkung. Wir haben hiermit das erste Mal eine völlig konträre Wirkung dieser beiden Hormone. Die Östrogenwirkung kann dagegen durch Relaxin rückgängig gemacht werden (Gruppe V), das heißt, die Östrogene bewirken trotz antagonistischer Wirkung keine Hemmung des Relaxin.

Über den Wirkungsmechanismus des Relaxin bei seiner Einwirkung auf den Serum-Cholesterinspiegel kommen wir im Abschnitt 4. zurück.

3. <u>Relaxin und die Submandibularis</u>

LIU (32, 33) fand unter massiven Dosen von Östradiolbenzoat (20 µg täglich), Östron (0,2 mg täglich) und Östriol (0,5 mg täglich) für 6 Wochen bei weiblichen Ratten eine Gewichtsabnahme der Submandibularis. Thyroxin bewirkte dagegen einen synergistischen Effekt.

Diese Zusammenhänge veranlaßten uns, den Einfluß des Relaxin auf die Submandibularis bei Ratten und Mäusen zu prüfen. Gleichzeitig bestimmten wir in den Drüsen den Sialinsäuregehalt als einer wichtigen Komponenten des Drüsenmucins. Interessant ist in diesem Zusammenhang auch noch der Befund von Ghosh und Mitarbeitern (34), daß die placentare humane alkalische Phosphatase ein Sialoprotein darstellt.

Im ersten Versuch wurden weibliche Sprague Dawley Ratten ovarektomiert und erhielten 10 µg Östradiolcyclopentylpropionat. Am Tage 8 wurden zusätzlich 75 GPU Relaxin appliziert. 18 bis 21 Stunden nach dieser Injektion wurden die Tiere getötet und die Submandibularis herauspräpariert und sofort gewogen. Weder das Drüsengewicht noch der Wassergehalt oder die Bestimmung der Sialinsäure gaben einen Anhaltspunkt für eine Beeinflussung der Drüsen.

Bei einem analogen Versuch an infantilen Mäusen (5 µg Östradiolcyclopentylpropionat, am Tage 8 1 GPU Relaxin) wurde eine Erhöhung des Drüsengewichtes nach Östradiolbehandlung und eine Stimulierung durch Relaxin beobachtet aber nicht statistisch gesichert.

Die folgende Tabelle zeigt die weiteren Ergebnisse.

Tab. 8: Sialinsäurekonzentration in der Glandula submandibularis von infantilen Mäusen

Gruppe	N	Behandlung	Körpergewicht in g	Gl. submand. Gewicht in mg	µg Sialinsäure/ 100 mg Gl. submand.
I	6	unbehandelt	$18,3 \pm 2,0$	$72,2 \pm 9,3$	$35,4 \pm 7,1$
II	6	Östradiolcyclop.	$18,6 \pm 2,3$	$77,2 \pm 12,9$	$33,1 \pm 5,5$
III	6	Östradiolcyclop. + 1 GPU Relaxin	$19,9 \pm 1,2$	$84,4 \pm 5,5$	$31,3 \pm 4,0$

Der Sialinsäuregehalt hatte nach Östradiol und noch stärker nach zusätzlicher Gabe von Relaxin abgenommen, aber auch nicht in gesichertem statistischem Maß. Bedenkt man aber, daß diese Ergebnisse nur mit einer GPU Relaxin erzielt wurden, so erhalten sie doch größeres Gewicht.

Devalle und Mitarbeiter (35) hatten nach Testosteronpropionat bei Mäusen eine Abnahme des Sialinsäuregehaltes beobachtet. Berücksichtigt man bei unseren Ergebnissen die geringe Menge an appliziertem Relaxin, so könnte man aufgrund der Zunahme des Drüsengewichtes nach Relaxinapplikation auch eine Wirkung des TSH vermuten.

4. Wirkungsmechanismus des Relaxin

Aufgrund unserer Versuchsergebnisse und der aus der Literatur verwertbaren Befunde müssen wir zwei verschiedene Wirkungsmechanismen des Relaxin annehmen:

1. Die Wirkungen des Relaxin am endokrinen Organ und
2. Die Beeinflussung des allgemeinen Stoffwechsels durch Relaxin.

Wenden wir uns zunächst einmal dem 1. Fragenkomplex zu. Bei den Reaktionen des Relaxin an Symphysis pubis, Uterus, Vagina, Cervix, Mammae ist eine Vorbehandlung mit 17ß-Östradiol eine Voraussetzung für das Zustandekommen einer Relaxinwirkung. Ein weiteres Merkmal bei diesen Reaktionen ist die analoge Wirkungsweise von 17ß-Östradiol und Relaxin. Als Beispiele seien genannt die Erweiterung und Erweichung der Symphysis pubis, die Wassereinlagerung des Uterus und die Verhornung des Vaginalepithels. Die spezifisch potenzierte Wirkung des Relaxin nach vorheriger 17ß-Östradiolbehandlung konnte von uns (Symphysis pubis, Vagina) in Übereinstimmung mit früheren Mitteilungen (36, 37) nachgewiesen werden. Die potenzierende Wirkung des Relaxin auf Uterusgewicht und Wassergehalt haben Kroc, Steinetz und Beach (38) beobachtet.

Was können wir nun aufgrund der bekannten Untersuchungsbefunde über den Wirkungsmechanismus aussagen?

Steinetz und Beach (39) fanden an hypophysektomierten Mäusen eine deutliche Hemmung der Symphysenreaktion des Relaxin nach Vorbehandlung mit 17ß-Östradiol. Die Zugabe von TSH (thyreotropes Hormon) hebt die Hemmung der Relaxinwirkung teilweise, die des 17ß-Östradiols dagegen nicht auf. Nach Applikation von STH (somatotropes Hormon) wird sowohl die Unwirksamkeit des 17ß-Östradiols als auch die des Relaxin auf die Symphysis pubis rückgängig gemacht. Eine Hemmung der Relaxinwirkung an der Symphysis pubis der Maus durch Gonadotropin wurde von Steinetz, Beach und Kroc (40) beschrieben. Die Verfasser beobachteten außerdem eine Hemmung der Relaxinaktivität durch Testosteron. Brennan und Zarrow (41) berichteten über eine Hemmung des Relaxin am Rattenuterus durch Cortisonazetat. Das Progesteron zeigt in Abhängigkeit von der Konzentration unterschiedliche Einflüsse auf das Relaxin. Überwiegt letzteres mengenmäßig, so tritt eine Aktivierung durch Progesteron ein, ist das Progesteron dagegen im Überschuß vorhanden, so beobachtet man eine Hemmung der Relaxinwirkung (42). Eine vermehrte endogene Relaxinsynthese nach Progesteronapplikation wurde bei Meerschweinchen (36) und bei Kaninchen (43) schon früher angenommen.

Das Schema (Abb. 12) soll den Wirkungsmechanismus des Relaxin, wie er sich durch die eben geschilderten Einzelbefunde darstellen läßt, übersichtlich zusammenfassen.

Die senkrechten Pfeile stellen den Ablauf des Wirkungsmechanismus bis zu den Erfolgsorganen dar. Die mit + bezeichneten Pfeile bedeuten eine Aktivierung des Reaktionsschrittes und die mit - bezeichneten eine Hemmung desselben.

Gonadotropin verursacht eine zusätzliche endogene Ausschüttung an Östrogenen. Steinetz und Mitarbeiter (11) fanden, daß höhere Konzentrationen an 17ß-Östradiol einen hemmenden Einfluß auf die Relaxinwirkung an der Symphyse von Mäusen verursachen.

Einige der in dem Schema enthaltenen Reaktionen und ihre hormonelle Steuerung sind noch hypothetischer Natur. So ist der Einfluß der Hypophysenhormone STH und TSH auf die Wirkung des Relaxin an Vagina und Cervix noch nicht untersucht. Auf der anderen Seite stimmen aber alle bisher bekanntgewordenen Wechselbeziehungen zwischen Relaxin und den aufgezeigten Hormonen mit dem aufgestellten Regulierungsmechanismus überein.

Die Beeinflussung des allgemeinen Stoffwechsels durch Relaxin ist bisher nur sehr wenig untersucht worden. In den meisten diesbezüglichen Mitteilungen handelte es sich um Stoffwechselbefunde, welche an den endokrinen Erfolgsorganen erhoben wurden.

Wir haben versucht, vor allem zu diesem Problem einen Beitrag zu leisten. Betrachten wir den Einfluß des Relaxin auf den Kollagenstoffwechsel und auf den Cholesterinstoffwechsel, so erkennen wir ganz deutlich Einflüsse

des Relaxin, die ohne Vorbehandlung mit 17ß-Östradiol auftreten. Im Fall
der Harn-Hydroxyprolinausscheidung zeigen Relaxin und 17ß-Östradiol sogar entgegengesetzte Effekte. Bei gemeinsamer Applikation verstärkt dagegen das 17ß-Östradiol noch die Relaxinwirkung. Wir haben es offensichtlich mit einer von 17ß-Östradiol unabhängigen Relaxinwirkung zu tun. Auf
der anderen Seite ist es aber auch verständlich, daß aufgrund der hemmenden Wirkung der Androgene bei männlichen Tieren nicht immer ein alleiniger Relaxineffekt zu beobachten ist. Wird dagegen mit 17ß-Östradiol vorbehandelt, so kann eine "Neutralisation" der endogenen Androgene durch
17ß-Östradiol erfolgen und somit den Weg für die Relaxinwirkung freimachen. Reicht dagegen die Konzentration an 17ß-Östradiol nicht aus, so wird
die hemmende Wirkung der Androgene erhalten bleiben und das Relaxin ohne
Einfluß sein.

Die Beobachtungen von Plunkett und Mitarbeitern (44, 45) ergaben, daß Relaxin ein Ansteigen der TSH Sekretion bewirkt. Unsere Ergebnisse stimmen mit diesen Untersuchungen überein. So lassen sich auch ohne weiteres
die von uns beobachteten Einflüsse des Relaxin auf den Kollagen- und Cholesterinstoffwechsel erklären. Die mit Relaxin beobachteten Wirkungen entsprechen analogen Befunden nach vermehrter TSH-Ausschüttung.

Das folgende Schema soll die wesentlichsten Zusammenhänge zwischen Relaxin und seinen hormonellen Wechselbeziehungen bei der Beeinflussung des
allgemeinen Stoffwechsels beschreiben.

Die senkrechten Pfeile stellen den Ablauf des Wirkungsmechanismus bis zu
den Stoffwechselveränderungen dar. Die mit + bezeichneten Pfeile bedeuten
eine Aktivierung des Reaktionsschrittes, die mit - eine Hemmung.

Bei einem Vergleich der beiden Abbildungen fällt vor allem die verschiedene
Einstufung von Relaxin und 17ß-Östradiol ins Auge. Dieser grundlegende
Unterschied läßt sich vielleicht in den zwei folgenden Sätzen zusammenfassen:

1. Bei endokrinen Organen ist die Wirkung des Relaxin von der Vorbehandlung mit 17ß-Östradiol abhängig und wirkt gleichsinnig.
2. Im allgemeinen Stoffwechsel (Kollagen, Cholesterin) ist die Wirkung des
   Relaxin von der Vorbehandlung mit 17ß-Östradiol unabhängig und kann
   gegenläufig reagieren.

Nicht alle aufgezeigten Reaktionen sind bereits bewiesen. So kennen wir noch
nichts über den Einfluß des somatotropen Hormons auf die Wirkungen des
Relaxin im allgemeinen Stoffwechsel und auch die Corticosteroide sind in
diesem Zusammenhang noch nicht untersucht. Dieser hormonelle Regelmechanismus stimmt aber mit den bisher durchgeführten Versuchen und deren
Ergebnissen gut überein und kann somit als Hypothese für weitere Untersuchungen gute Dienste leisten. Bei allen bisher bekanntgewordenen Befunden
und auch bei den von uns durchgeführten Untersuchungen tritt die enge Beziehung zwischen Relaxin und 17ß-Östradiol deutlich zutage. Arbeiten, um
dieses enge Wechselspiel zwischen 17ß-Östradiol und Relaxin zu klären,
sind in der Literatur bisher nicht beschrieben worden. Unsere in vitro Versuche über die Beeinflussung der 17ß-Östradiol/Proteinbindung durch Relaxin, die direkte Bindung des 17ß-Östradiols an Relaxin und die Beeinflussung des Kollagenstoffwechsels durch 17ß-Östradiol und Relaxin sind alle

negativ verlaufen. Das läßt darauf schließen, daß die Wirkungen des Relaxin und auch des 17ß-Östradiols nur in vivo verlaufen und somit wahrscheinlich an die Zelle gebunden sind.

Steinetz und Mitarbeiter (46) haben in jüngster Zeit aufgrund histologischer Untersuchungen an der Symphysis pubis von Mäusen die folgende Hypothese aufgestellt:

Die Östrogene induzieren oder aktivieren katabolische Enzymsysteme der Chondrozyten und Osteoklasten. Relaxin soll dann das Freiwerden dieser Enzyme aus der Zelle in die umgebende Matrix bewirken. Mit dieser Annahme wäre auch die Notwendigkeit der vorherigen Östrogenapplikation für die Relaxinwirksamkeit an endokrinen Organen erklärbar. Für das von uns aufgestellte Schema über die allgemeinen Stoffwechseleinwirkungen des Relaxin würde diese Hypothese aber keine Gültigkeit besitzen.

Als Indikator für einen Eingriff in das Zellgeschehen können enzymatische Aktivitäten dienen. Wie wir gesehen haben, sind auch die Wirkungen von 17ß-Östradiol und Relaxin an das intakte Zellsystem gebunden. Nach der Darlegung der Wechselbeziehungen zwischen Relaxin und anderen Hormonen kann die Aufklärung der einzelnen Reaktionsmechanismen nur durch die Untersuchung von Fermenten und deren Beeinflussung durch 17ß-Östradiol und Relaxin erfolgen.

V. Zusammenfassung

Nach Besprechung der maßgebenden Literaturquellen und der bisherigen Vorstellungen über Verhalten und Wirkungsweise des Relaxin wurden wesentliche Problemstellungen erörtert.

Relaxin verursacht nicht nur an endokrinen Organen, wie der Symphysis pubis einen vermehrten Abbau des unlöslichen Kollagen, sondern auch an der normalen Rattenhaut und während der Wundheilung. Bei letzterer führt dieser Umstand zu einer Verzögerung der Wundheilung. Der erhöhte Harn-Hydroxyprolinspiegel nach Relaxinapplikation bestätigt diese Ergebnisse ebenfalls.

Relaxin potenziert die Wirkung von 17ß-Östradiol auf das Vaginalepithel der Maus im Allen-Doisy-Test. An weiblichen hypercholesterinämischen Ratten senkt Relaxin den Serum-Cholesterinspiegel und nach Vorbehandlung mit 17ß-Östradiol auch den Lebercholesteringehalt. Mit thyreotropem Hormon behandelte Ratten zeigen die gleiche Harn-Hydroxyprolinerhöhung wie nach Relaxinapplikation.

Die immunologischen Untersuchungen ergaben keine Spezies-Spezifität des Relaxin. Mit der Immunelektrophorese gelang erstmalig der Nachweis einer Relaxin spezifischen Präzipitatlinie. Mit dieser serologischen Reaktion ist die Möglichkeit zur Reindarstellung des Relaxin gegeben.

Weiterhin wird gezeigt, daß die passive Hämagglutination prinzipiell zur quantitativen Bestimmung des Relaxin geeignet ist. Mit den gegen Relaxin gerichteten Antiseren kann durch passive Immunisierung die biologische

Aktivität des Relaxin bei virginellen Mäusen gehemmt werden.

Die Befunde werden diskutiert und zwei unterschiedliche Wirkungsmechanismen des Relaxin für die Wirkung an endokrinen Organen und auf den allgemeinen Stoffwechsel aufgestellt.

VI. Literaturverzeichnis

(1) Kroc, R.L., Steinetz, B.G. und V.L. Beach, Ann. N.Y. Acad. Sci. $\underline{75}$ 942 (1959).
(2) Kierszenbaum, F. und W.B. Dandliker, Immunochem. $\underline{5}$ 75 (1968).
(3) Isojima, Sh., Miyata, J. und Y. Watanabe, Endocrinol. Jap. $\underline{14}$ 228 (1967).
(4) Cohen, H., Transact. N.Y. Acad. Sci. $\underline{25}$ 313 (1963).
(5) Steinetz, B.G., Transact. N.Y. Acad. Sci. $\underline{25}$ 307 (1963).
(6) Steinetz, B.G., U.S. Patent Nr. 2.852.431 vom 16.9.1958.
(7) Kabat, E.A., "Experimental Immunochemistry" Ch.C. Thomas Publisher Springfield, Ill. (USA) 2. Auflage 1961.
(8) Dallenbach, F.D. und G. Dallenbach-Hellweg, Virchows Arch. path. Anat. $\underline{337}$ 301 (1964).
(9) McClintock, J.A. und M.X. Zarrow, J. Endocrin. $\underline{36}$ 369 (1966).
(10) Steinetz, B.G., Persönliche Zurverfügungstellung.
(11) Steinetz, B.G., Beach, V.L., Kroc, R.L., Stasilli, N.R., Nussbaum, R.E., Nemith, P.J. und R.K. Dun, Endocrinol. $\underline{67}$ 102 (1960).
(12) Frieden, E.H. und F.L. Hisaw, Endocrinol. $\underline{48}$ 88 (1951).
(13) Talmage, R.V., Anat. Rec. $\underline{96}$ 528 (1946), $\underline{99}$ 91 (1947).
(14) Noble, N.L. und R.J. Boucek, Circulat. Res. $\underline{5}$ 573 (1957).
(15) Vedoya, R., Fidelman, J., Castagnino, J.N. und P. Rodriguez, Sem. Med. (Buenos Aires) $\underline{120}$ 980 (1962).
(16) Moynihan, B., Brit. med. J. S. 393 (1925).
(17) Schwarz, O.H., Soule, S.D. und B. Dunie, Amer. J. Obstet. Gynec. $\underline{39}$ 203 (1940).
(18) Peters, J.P., Heinemann, M. und E.B. Mau, J. clin. Invest. $\underline{30}$ 388 (1951).
(19) Oliver, M.F. und G.S. Boyd, Clin. Sci. $\underline{14}$ 15 (1955).
(20) Smith, E.K., De Alvarez, R.R. und J. Forsander, Amer. J. Obstet. Gynec. $\underline{77}$ 326 (1959).
(21) Aurell, M. und K. Cramér, Clin. chim. Acta $\underline{13}$ 278 (1966).
(22) Green, J.G., Amer. J. Obstet. Gynec. $\underline{95}$ 387 (1966).
(23) Loeb, H.G., Proc. Soc. exp. Biol. Med. $\underline{49}$ 340 (1942).
(24) Fillios, L.C., Endocrinol. $\underline{60}$ 22 (1957).
(25) Wong, H.Y.C., und F.B. Johnson, Acta endocrin. $\underline{35}$ Suppl. 887 (1960).
(26) Borden, Th.A., Wissler, R.W. und R.H. Hughes, J. Atheriosc. Res. $\underline{4}$ 477 (1964).
(27) Whiteside, C.H., Fluckiger, H.B., Longenecker, J.B., Barboriak, J.J. und H.P. Sarett, J. Atherioscl. Res. $\underline{5}$ 1 (1965).
(28) Lyman, R.L., Ostwald, R., Bouchard, P. und A. Shannon, Biochem. J. $\underline{98}$ 438 (1966).
(29) Higano, N., Cohen, W.D. und R.W. Robinson, Ann. N.Y. Acad. Sci. $\underline{72}$ 970 (1959).
(30) Robinson, R.W., Higano, N. und W.D. Cohen, New Engl. J. Med. $\underline{263}$ 828 (1960).
(31) Fiegel, G., Bargheer, R. und D. Kuwa, Arzneim.-Forsch. $\underline{16}$ 202 (1966).
(32) Liu, F.T.Y., J. Dent. Res. $\underline{46}$ 471 (1967).
(33) Liu, F.T.Y., Soc. Exp. Biol. Med. $\underline{124}$ 591 (1967).
(34) Ghosh, N.K., Goldman, S.S. und W.H. Fishman, Enzymologia 33 113 (1967).
(35) Devalle, J.J., Curbelo, H.M., Houssay, A.B., Tocci, A.A. und C.H. Gamper, Acta Physiol. latino americana XVIII 42 (1968).
(36) Hisaw, F.L., Zarrow, M.X., Money, W.L., Talmage, R.V. und A.A. Abramowitz, Endocrinol. $\underline{34}$ 122 (1944).
(37) Dewar, A.D., Hall, K. und W.H. Newton, J. Physiol. Lond. $\underline{105}$ 37p (1946).
(38) Kroc, R.L., Steinetz, B.G. und V.L. Beach, Ann. N.Y. Acad. Sci. $\underline{75}$ 942 (1959).
(39) Steinetz, B.G. und V.L. Beach, Endocrinol. $\underline{72}$ 771 (1963).
(40) Steinetz, B.G., Beach, V.L. und R.L. Kroc, Recent Prog. Endocrinol. Reproduct Acad. Press New York, London 1959.
(41) Brennan, D.M. und M.X. Zarrow, Endocrinol. $\underline{64}$ 907 (1959).
(42) Steinetz, B.G., Beach, V.L. und R.L. Kroc, Endocrinol. $\underline{61}$ 271 (1957).
(43) Marois, M., C.R. Soc. Biol. $\underline{143}$ 370 (1949).

(44) Plunkett, E.R., Squires, B.P. und S.J. Richardson, J. Endocrin. 21 241 (1960).
(45) Plunkett, E.R., Squires, B.P. und F.C. Heagy, J. Endocrin. 26 331 (1963).
(46) Steinetz, B.G., Manning, J.P., Butler, M. und V.L. Beach, Endocrinol. 76 876 (1965).

VII. Abbildungen

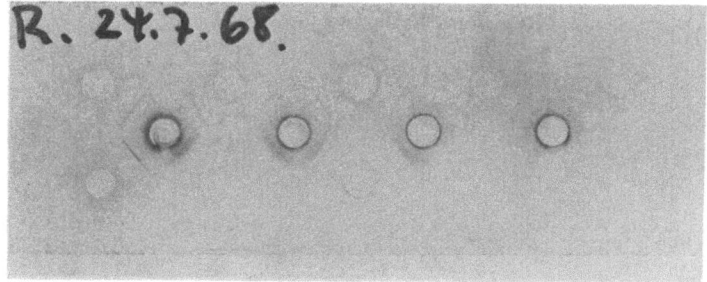

Abb. 1: Agargel-Doppeldiffusionstest mit Relaxin

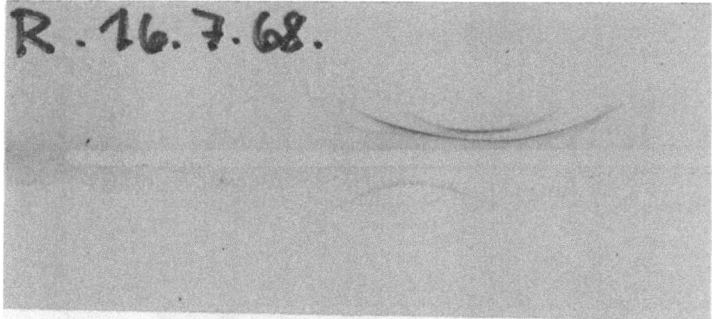

Abb. 2: Immunelektrophorese mit dem Relaxin-Standardpräparat und einem Antiserum

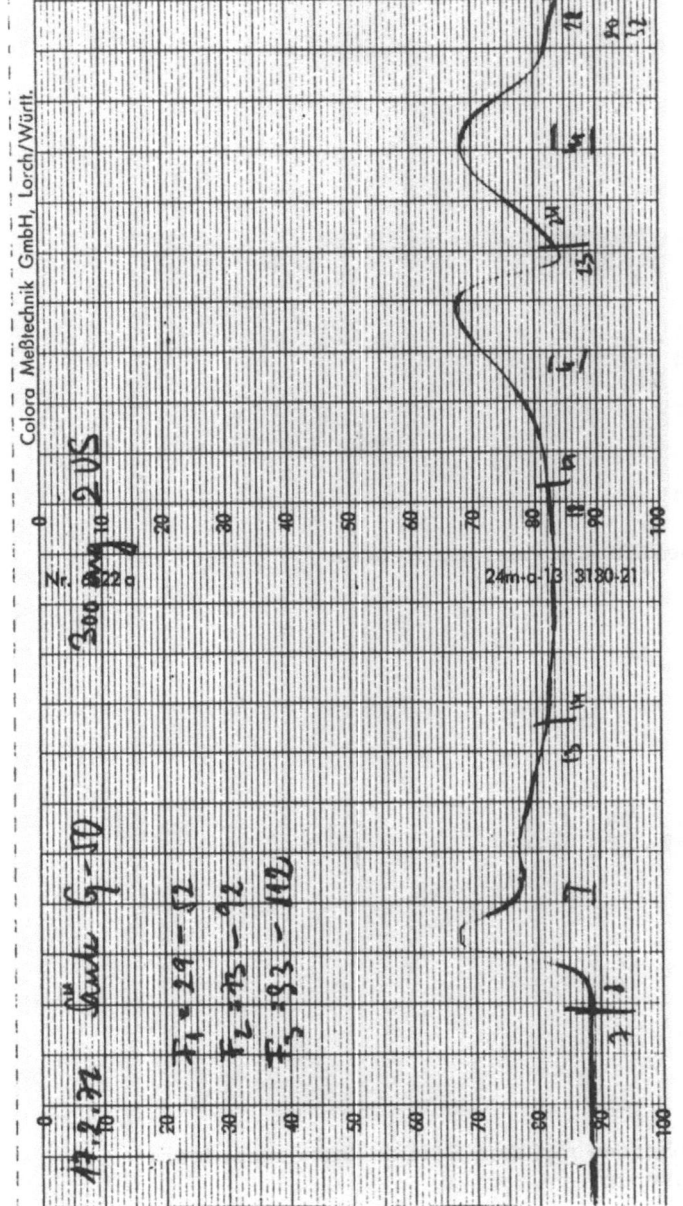

Abb. 3: Fraktionierung eines Roh-Relaxinpräparates über Sephadex G 50

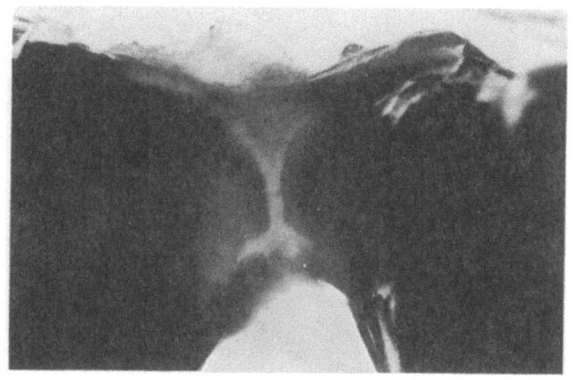
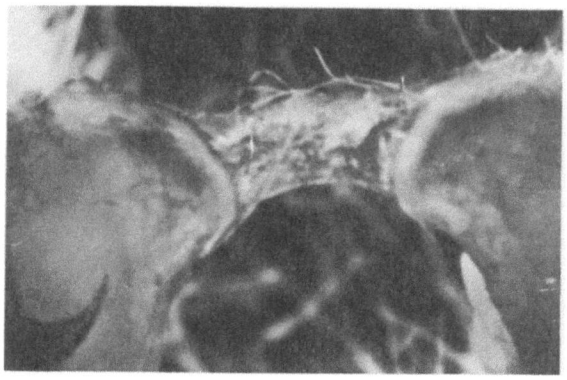

Abb. 4: Symphysis pubis von Mäusen vor und nach Relaxin-Behandlung

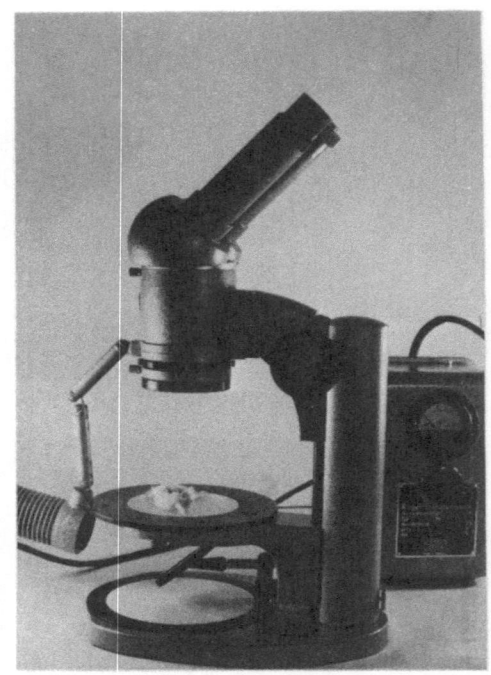

Abb. 5: Versuchsanordnung für den Relaxin-Test

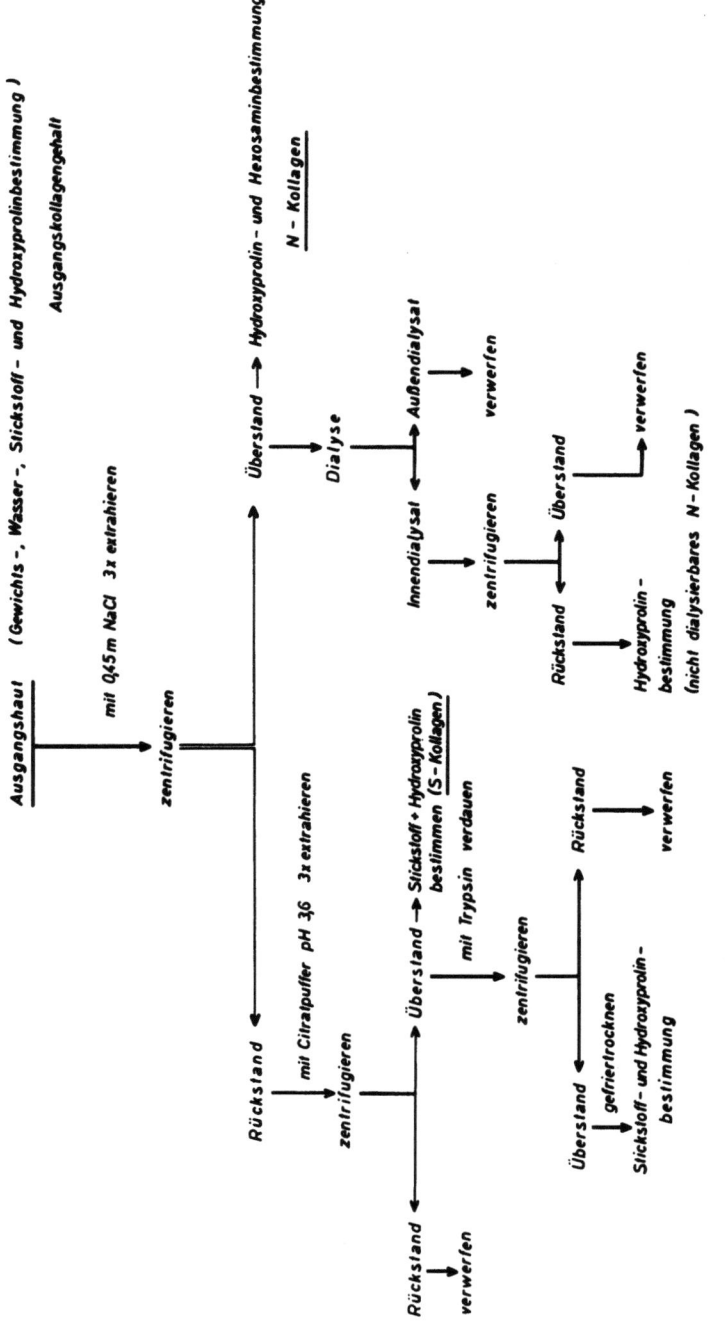

Abb. 6: Gewebeaufarbeitung zur Gewinnung der Kollagenfraktionen

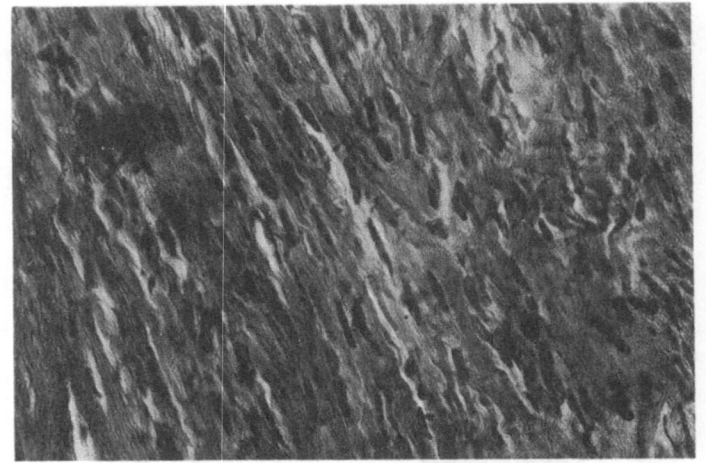

Abb. 7: Symphysis pubis ohne Behandlung

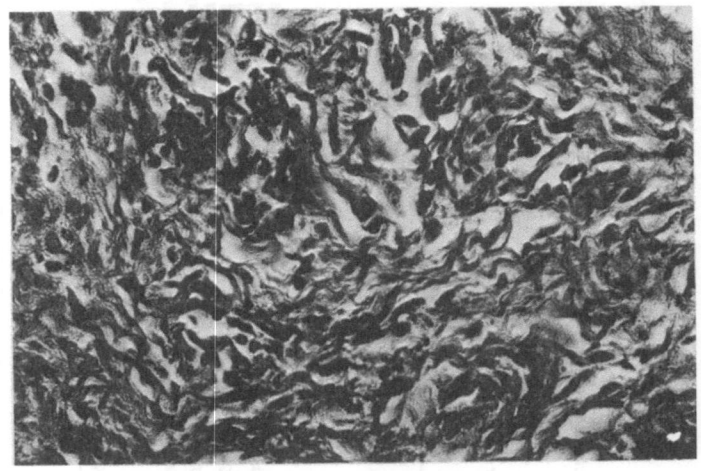

Abb. 8: Symphysis pubis nach Relaxinbehandlung

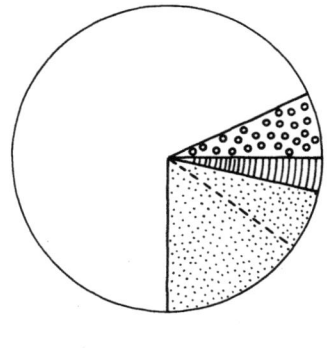 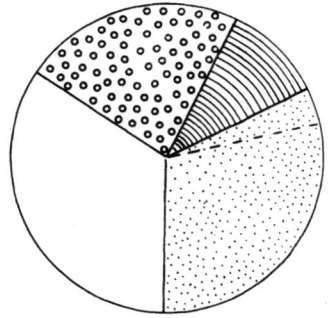

ohne Relaxin   *mit Relaxin*

Abb. 9: Lösliche Kollagenfraktionen der Meerschweinchen Symphysis mit und ohne Relaxinvorbehandlung (% des Gesamtkollagens)

vor Relaxinbehandlung   nach Relaxinbehandlung

.... = neutralsalzlösliches Kollagen

———— = säurelösliches Kollagen

ooooooo
ooooooo = Trypsin angreifbares unlösliches Kollagen

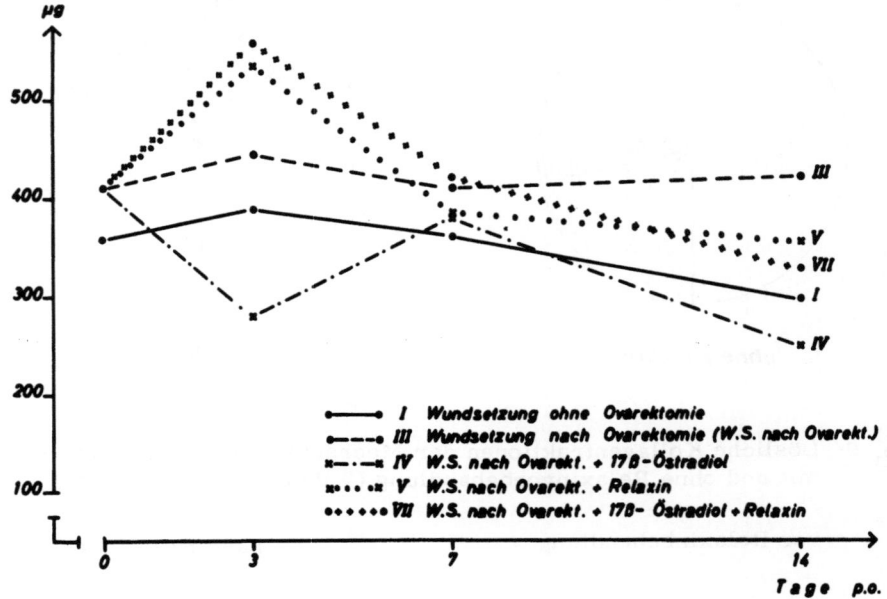

Abb. 10: Harn-Hydroxyprolinspiegel nach Wundsetzung und Relaxinapplikation

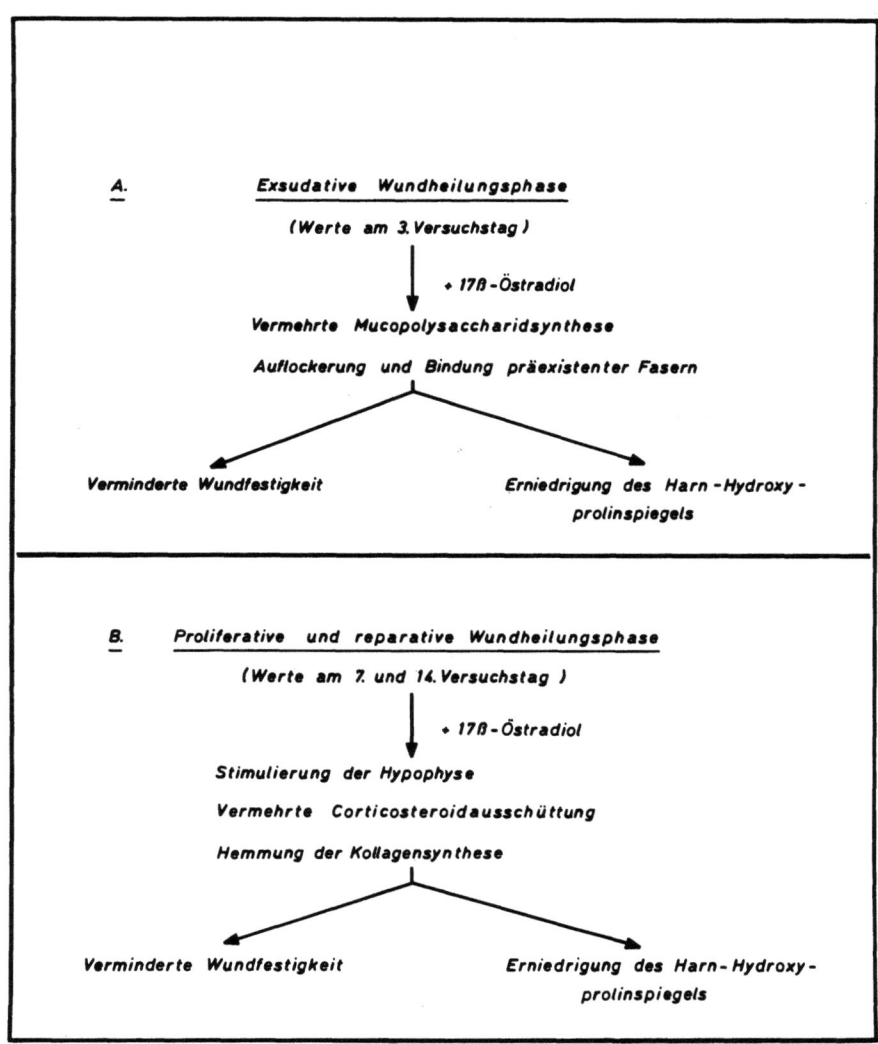

Abb. 11: Die Wundheilung und ihre Beeinflussung durch 17ß-Östradiol

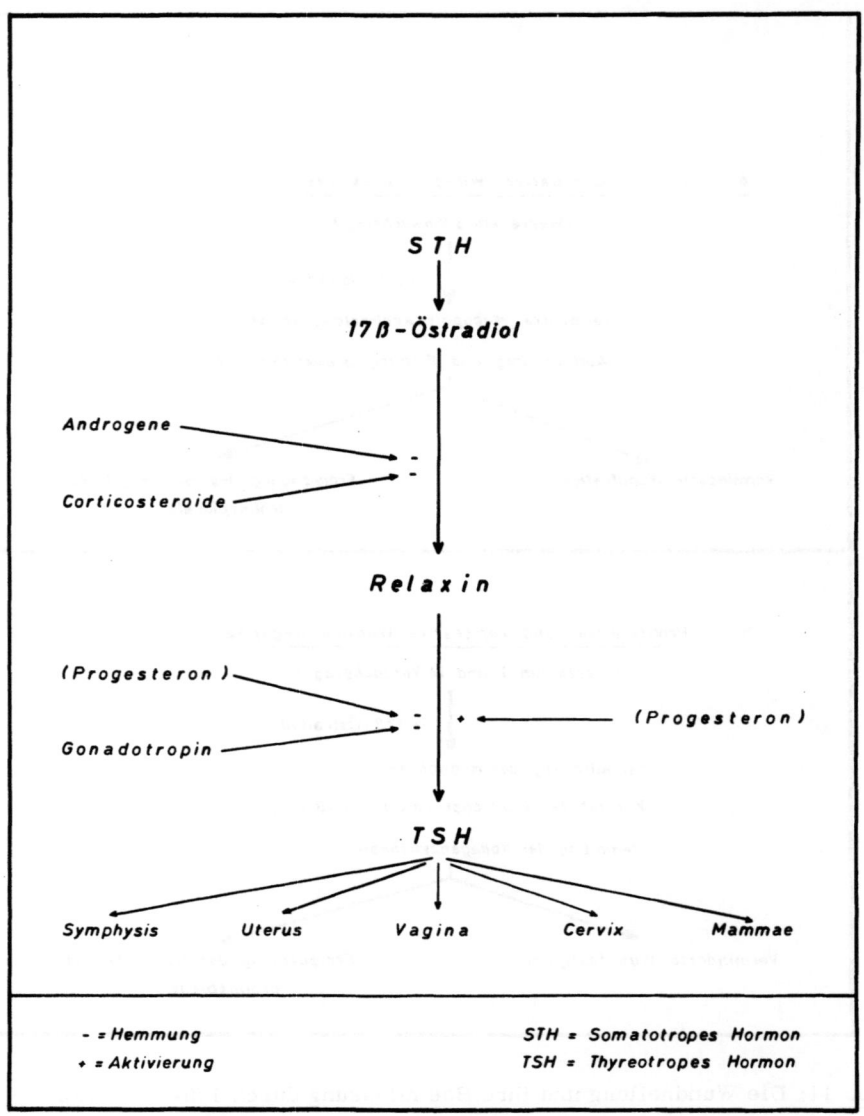

Abb. 12: Wirkungsmechanismus von Relaxin an den endokrinen Erfolgsorganen

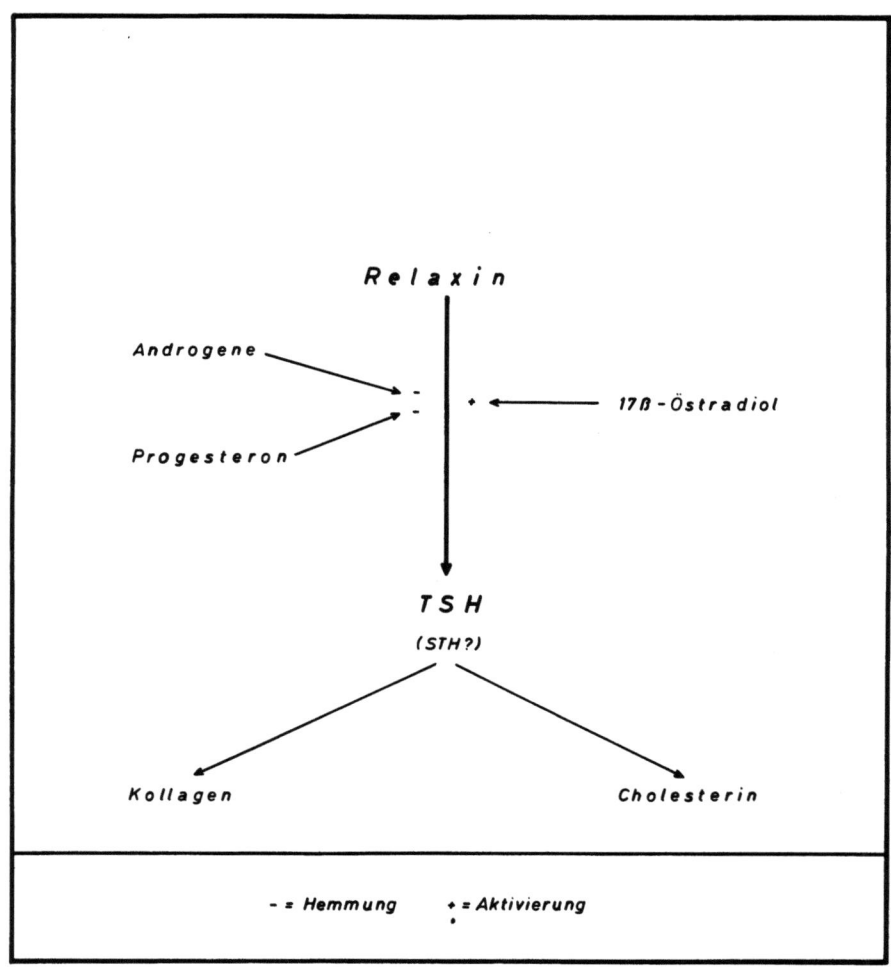

Abb. 13: Wirkungsmechanismus von Relaxin auf den allgemeinen Stoffwechsel

Forschungsberichte des Landes Nordrhein-Westfalen

Herausgegeben im Auftrage des Ministerpräsidenten Heinz Kühn
vom Minister für Wissenschaft und Forschung Johannes Rau

Sachgruppenverzeichnis

Acetylen · Schweißtechnik
Acetylene · Welding gracitice
Acétylène · Technique du soudage
Acetileno · Técnica de la soldadura
Ацетилен и техника сварки

Arbeitswissenschaft
Labor science
Science du travail
Trabajo científico
Вопросы трудового процесса

Bau · Steine · Erden
Constructure · Construction material ·
Soilresearch
Construction · Matériaux de construction ·
Recherche souterraine
La construcción · Materiales de construcción ·
Reconocimiento del suelo
Строительство и строительные материалы

Bergbau
Mining
Exploitation des mines
Minería
Горное дело

Biologie
Biology
Biologie
Biologia
Биология

Chemie
Chemistry
Chimie
Quimica
Химия

Druck · Farbe · Papier · Photographie
Printing · Color · Paper · Photography
Imprimerie · Couleur · Papier · Photographie
Artes gráficas · Color · Papel · Fotografía
Типография · Краски · Бумага · Фотография

Eisenverarbeitende Industrie
Metal working industry
Industrie du fer
Industria del hierro
Металлообрабатывающая промышленность

Elektrotechnik · Optik
Electrotechnology · Optics
Electrotechnique · Optique
Electrotécnica · Optica
Электротехника и оптика

Energiewirtschaft
Power economy
Energie
Energía
Энергетическое хозяйство

Fahrzeugbau · Gasmotoren
Vehicle construction · Engines
Construction de véhicules · Moteurs
Construcción de vehículos · Motores
Производство транспортных средств

Fertigung
Fabrication
Fabrication
Fabricación
Производство

Funktechnik · Astronomie
Radio engineering · Astronomy
Radiotechnique · Astronomie
Radiotécnica · Astronomía
Радиотехника и астрономия

Gaswirtschaft
Gas economy
Gaz
Gas
Газовое хозяйство

Holzbearbeitung
Wood working
Travail du bois
Trabajo de la madera
Деревообработка

Hüttenwesen · Werkstoffkunde
Metallurgy · Materials research
Métallurgie · Matériaux
Metalurgia · Materiales
Металлургия и материаловедение

Kunststoffe
Plastics
Plastiques
Plásticos
Пластмассы

Luftfahrt · Flugwissenschaft
Aeronautics · Aviation
Aéronautique · Aviation
Aeronáutica · Aviación
Авиация

Luftreinhaltung
Air-cleaning
Purification de l'air
Purificación del aire
Очищение воздуха

Maschinenbau
Machinery
Construction mécanique
Construcción de máquinas
Машиностроительство

Mathematik
Mathematics
Mathématiques
Matemáticas
Математика

Medizin · Pharmakologie
Medicine · Pharmacology
Médecine · Pharmacologie
Medicina · Farmacología
Медицина и фармакология

NE-Metalle
Non-ferrous metal
Metal non ferreux
Metal no ferroso
Цветные металлы

Physik
Physics
Physique
Física
Физика

Rationalisierung
Rationalizing
Rationalisation
Racionalización
Рационализация

Schall · Ultraschall
Sound · Ultrasonics
Son · Ultra-son
Sonido · Ultrasónico
Звук и ультразвук

Schiffahrt
Navigation
Navigation
Navegación
Судоходство

Textilforschung
Textile research
Textiles
Textil
Вопросы текстильной промышленности

Turbinen
Turbines
Turbines
Turbinas
Турбины

Verkehr
Traffic
Trafic
Tráfico
Транспорт

Wirtschaftswissenschaften
Political economy
Economie politique
Ciencias económicas
Экономические науки

Einzelverzeichnis der Sachgruppen bitte anfordern

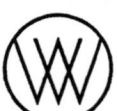

Springer Fachmedien Wiesbaden GmbH

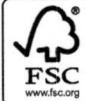
MIX
Papier aus verantwortungsvollen Quellen
Paper from responsible sources
FSC® C105338

If you have any concerns about our products,
you can contact us on
ProductSafety@springernature.com

In case Publisher is established outside the EU,
the EU authorized representative is:
**Springer Nature Customer Service Center GmbH
Europaplatz 3, 69115 Heidelberg, Germany**

Printed by Libri Plureos GmbH
in Hamburg, Germany